Docteur A. JOL

CONSIDÉRATIONS

SUR

LE MÉLŒNA ET L'HÉMATÉMÈSE

DES NOUVEAU-NÉS

e12

CONSIDÉRATIONS

SUR

LE MÉLŒNA

ET L'HÉMATÉMÈSE

DES NOUVEAU-NÉS

PAR

Le Dr Augustin JOLY

ANCIEN INTERNE DES HOPITAUX DE NIMES

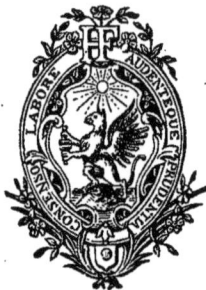

MONTPELLIER
IMPRIMERIE CENTRALE DU MIDI
(HAMELIN FRÈRES)
—
1892

A LA MÉMOIRE DE MON PÈRE

A MA MÈRE

A MON FRÈRE ET A SA FAMILLE

A TOUS LES MIENS

A TOUS MES AMIS

A. JOLY.

A MES MAITRES

DANS LES HOPITAUX DE NIMES

A MON PRÉSIDENT DE THÈSE

MONSIEUR LE PROFESSEUR GRYNFELTT

A. JOLY.

INTRODUCTION

Une observation publiée par le *Montpellier médical* du 13 janvier 1892, et recueillie à la Clinique d'accouchements de la Faculté, nous a donné la première idée de cette thèse.

Les travaux parus jusqu'à aujourd'hui sur les hémorragies gastro-intestinales du nouveau-né sont encore loin d'en avoir élucidé la pathogénie. Les opinions les plus diverses ont été émises par les différents auteurs, pour en expliquer les causes.

Dans sa clinique, M. le professeur Grynfeltt a invoqué l'état congestif habituel des viscères abdominaux au moment de la naissance, comme cause principale de la maladie. Sans toutefois laisser dans l'ombre les explications données par les autres auteurs (ulcère de l'estomac ou de l'intestin — syphilis — diathèse hémophilique, etc.), nous essaierons de démontrer que cette congestion abdominale est très souvent une des causes les plus importantes du méloena chez les enfants.

Avant d'entrer en matière, nous prions M. le professeur Grynfeltt d'agréer l'expression de notre profonde gratitude : en acceptant la présidence de notre thèse, il nous fait le plus grand honneur.

Que nos Maîtres dans les hôpitaux de Nimes reçoivent

aussi l'hommage de notre respectueuse reconnaissance. Nous garderons un souvenir bien vif des conseils qu'ils n'ont jamais cessé de nous prodiguer pendant toute la durée de notre internat.

Nous n'oublierons pas non plus que M. le Dr P. Puech, chef de clinique à la Faculté de médecine de Montpellier, nous a fourni de précieux renseignements au sujet de ce travail. Nous le remerçions bien sincèrement des marques de sympathie qu'il a toujours montrées à notre égard.

DIVISION DU SUJET

La première partie de cette thèse est consacrée à l'historique des hémorragies gastro-intestinales chez le nouveau-né.

La pathogénie et l'étiologie de la maladie feront l'objet du
second et du troisième chapitre. Je dirai quelques mots de
l'anatomie pathologique du mélœna, en m'étendant sur le
caractère négatif des lésions trouvées à l'autopsie.

Les deux dernières parties traiteront du diagnostic et pronostic et du traitement.

Enfin, je terminerai par l'exposé de quelques observations
qui servent de base à ce travail, et qui m'ont paru devoir en
confirmer les conclusions de la façon la plus nette.

CONSIDÉRATIONS

SUR

LE MÉLŒNA ET L'HÉMATÉMÈSE

DES NOUVEAU-NÉS

CHAPITRE PREMIER

HISTORIQUE

La première mention du *melœna vera neonatorum* remonte à Mauriceau (1682). Cet auteur publia l'observation d'une petite fille « qui, dans les premiers jours de sa vie, présenta des vomissements d'une matière noirâtre et ne laissa pas de se bien porter dans la suite. » Mauriceau ne comprit point l'origine de ces vomissements et n'attacha aucune importance à ce phénomène.

Ebhardt, en 1728, observa un enfant né à terme qui eut des vomissements de sang. Mais, d'après l'auteur, la mère ayant fait une chute la veille de son accouchement, à la rupture de la poche des eaux, il s'écoula du sang et le fœtus avait dû avaler ce sang mélangé au liquide amniotique. Ce n'était donc point une hémorragie gastro-intestinale vraie, puisque le sang évacué par l'enfant provenait de la mère.

Brebisius (1732) fait mention de ces hémorragies et les attribue à des ruptures vasculaires siégeant à la partie supérieure des voies aériennes et digestives. Ce sang, dégluti par l'enfant, serait plus tard rejeté sous forme de mélœna ou d'hématémèse. Cet auteur crut trouver la cause de ces ruptures dans la longueur du travail et la compression supportée par le fœtus.

Après Brebisius, les auteurs de la fin du XVIIIᵉ siècle, Vogel, Ettlinger, Trew et beaucoup d'autres font paraître des observations sur le mélœna des enfants. Tous donnent de ces hémorragies des explications peu compréhensibles, n'en ayant vu les symptômes que d'une façon très confuse et très imparfaite.

Lafaurie, dans les *Annales de Montpellier* (1803), mentionne un cas d'hématémèse chez une petite fille qui vomissait du sang dès qu'on lui présentait le sein. Un médecin suisse (1816), ayant observé un cas de mélœna, attribue ce symptôme à une pléthore généralisée à tout l'organisme du nouveau-né. Il fait de l'hémorragie gastro-intestinale une sorte d'exutoire spontané par lequel l'enfant se débarrasse de son excès de sang. Les idées du temps sur la pléthore et les humeurs dominent toute cette observation.

C'est seulement en Allemagne, au commencement de ce siècle, qu'on s'occupa enfin sérieusement de cette question de pathologie infantile. Les divers médecins de l'époque recherchèrent surtout les causes de cette maladie, et les travaux de Hesse et de Schmidt vinrent jeter un jour tout nouveau sur la nosographie du mélœna.

Pour Schmidt, la gêne de la petite circulation serait une des principales causes de l'exsudation sanguine à la surface de la muqueuse de l'intestin. Toutefois, cet auteur considère comme très rare l'hémorragie vraie, et la plupart des *me-lœna vera neonatorum* seraient formés de sang maternel avalé par l'enfant, sang qui proviendrait soit de l'utérus, soit du mamelon excorié.

Hesse, plus éclectique, admet toutes les causes déjà signalées par les auteurs ; mais ses préférences sembleraient plutôt l'entraîner vers la théorie pléthorique de l'anonyme suisse; il fait jouer aussi un certain rôle à l'hérédité.

En 1825 parurent en France deux ouvrages qui devaient faire faire à la question un très grand pas. Billard, dans son travail sur la *Muqueuse digestive à l'état sain et à l'état inflammatoire* et dans son *Traité sur les maladies des enfants*, étudie la maladie surtout au point de vue étiologique et anatomo-pathologique. Il fait de la congestion, état normal de la muqueuse digestive du nouveau-né, le plus important processus de l'hémorragie. Il signale, en outre, l'existence d'ulcérations.

Rhan-Escher, à la suite de cas observés par lui, place en première ligne l'hérédité comme cause du mélœna.

Kiwisch, en 1841, parle de la ligature hâtive du cordon comme produisant l'hémorragie.

Lumpe, après lui, alla chercher dans l'hémorragie de la vésicule biliaire, due à la rupture de ses capillaires, la source du flux sanguin intestinal.

Rilliet (1848) fit une étude très complète de cette affection ; il arrive à des conclusions qui éclaircissent un peu le fâcheux pronostic jeté par ses prédécesseurs sur cette maladie. Il n'admet pas la congestion de Billard, reconnaît l'existence de l'ulcère gastrique ou intestinal, mais ajoute qu'il est très rare de le rencontrer.

L'apparition du travail de Rilliet marque une date importante dans les recherches faites sur cette question. Mais ce fut en 1869-1870 et jusqu'à aujourd'hui qu'en Allemagne les

auteurs s'efforcèrent d'élargir le cadre des connaissances ac-
quises sur cette maladie. On vit alors paraître les remarquables travaux de Spiegelberg, Bohn, Hénoch, Landau, Kling,
Silœrmann, Reinbold (1881). Tous ces auteurs, et à leur tête
Landau, qui est le chef de l'école, virent dans l'ulcération la
cause principale et presque unique des hémorragies gastro-
intestinales des nouveau-nés.

Kling et Silœrmann se détachent un peu de leurs collègues
pour donner une certaine importance aux altérations de texture des parois vasculaires et à l'augmentation brusque de la
pression sanguine dans le ventricule gauche immédiatement
après la naissance. Ils mentionnent en outre la tuméfaction de
la rate et du foie.

Lederer et Stuart mettent en cause la diathèse hémophilique.

En France, Ribemont, dans sa thèse d'agrégation parue en
1880 sur les hémorragies de l'enfant, accorde la première
place à la gêne respiratoire. Enfin, en dernier lieu, la thèse de
doctorat de Dusser donne, le résumé de tous les travaux parus
sur cette question.

De nos jours, la bactériologie ne pouvait pas ne pas dire son
mot sur le mélœna des nouveau-nés. Klebs a cru voir dans
ces hémorragies une maladie microbienne dont il aurait
trouvé l'agent infectieux. Aucune nouvelle découverte n'est
venue corroborer celle de Klebs.

Il ressort de ce rapide historique que l'étude des hémorragies gastro-intestinales a surtout été faite dans ces dernières
années. Tant en Allemagne qu'en France, on s'est attaché à
élucider l'étiologie de cette maladie. En Allemagne, la plupart
des auteurs n'ont vu que les ulcères. En France, on s'est tenu
plus près de la vérité, on a admis toutes les théories et on est
parvenu à reconstituer ainsi presque complètement la nosographie de cette affection.

CHAPITRE II

ÉTIOLOGIE. — PATHOGÉNIE

(PREMIÈRE PARTIE)

« L'étiologie du mélœna et de l'hématémèse du nouveau-
né est encore enveloppée d'une profonde obscurité: l'analyse
des observations laisse une grande incertitude sur l'influence
de la plupart de ses causes. » Telle était l'opinion qu'expri-
mait Rilliet, en 1848, dans la *Gazette médicale de Paris*. De
nos jours, bien que la question étiologique soit encore loin
d'être complètement résolue, nous pouvons nous avancer un
peu plus; grâce au nombre toujours croissant d'autopsies, nous
pouvons espérer diminuer l'incertitude qui régnait encore sur
cette question au temps de Rilliet. Nous allons essayer de
faire ici l'exposé critique des diverses origines données par
les auteurs à cet accident morbide.

Ebhardt et quelques autres avaient donné du mélœna une
explication rassurante pour l'avenir du nouveau-né. Pour eux,
le sang proviendrait des voies génitales ou du sein maternel
excorié. L'hémorragie se résumerait alors à bien peu de chose,
et, n'étant pas une hémorragie vraie, ne saurait présenter aucun caractère alarmant. C'est le *melœna spuria* des anciens.

Parmi les observations que nous publions, les observations I
et IV semblent présenter la syphilis comme une des causes
principales des hémorragies gastro-intestinales du nouveau-

né. Sans vouloir laisser dans l'ombre l'influence d'un processus pathologique aussi important que celui-là, nous ne pensons pas que, dans ces deux cas, la syphilis maternelle ait pu favoriser le flux hémorragique de l'enfant. Dans l'observation I, si la syphilis était la cause efficiente de l'hémorragie, son action aurait toujours dû se faire sentir et le mélœna continuer, l'enfant n'ayant subi aucun traitement antisyphilitique pas plus que la mère au cours de sa grossesse. La mère était syphilitique, mais syphilitique héréditaire, et la nocivité du virus avait dû être considérablement atténuée chez l'enfant.

Dans l'observation IV, nous relevons un nouveau cas de syphilis maternelle, mais à l'opposé du cas précédent, dans lequel la syphilis était ancienne, nous avons affaire, au contraire, à une syphilis récente. Les accidents syphilitiques n'ont apparu, en effet, qu'après l'accouchement. D'un autre côté, l'enfant ne présentait à sa naissance aucune trace d'accidents spécifiques. L'autopsie est restée muette sur ce point-là. Dans cette observation comme dans la précédente, nous trouvons à ces hémorragies une tout autre cause que la syphilis : la longueur du travail.

Toutefois, nous n'allons pas jusqu'à nier l'action de la syphilis dans la production du *mélœna vera neonatorum*. Mais, comme Petersen, nous croyons que le type décrit par Behrend sous le nom de « syphilis hemorragica neonatorum » ne relève pas toujours de la vérole. On doit admettre avec la plus grande réserve l'interprétation de cet auteur, car les hémorragies chez les nouveau-nés syphilitiques peuvent très bien se produire indépendamment de la syphilis. Dans nos deux observations, nous relevons plusieurs circonstances identiques (longueur du travail, compression fœtale) qui nous semblent de préférence devoir être mises en cause.

Dans les 78 cas d'hémorragie gastro-intestinale cités dans la thèse de doctorat de Dusser, nous ne trouvons que trois cas de syphilis. A la maternité de Lourcine, dans le service de M. le docteur Pozzi, pendant toute une année, on ne constate qu'un seul cas d'hémorragie due probablement à la syphilis. Si cette diathèse avait une influence aussi grande sur la production des hémorragies, les cas de mélœna ou d'hématémèse du nouveau-né seraient autrement fréquents en présence de son extension toujours croissante.

Les maladies ayant une action particulière sur la constitution même du fluide sanguin, ont été tout naturellement accusées d'être la cause principale des hémorragies gastro-intestinales du nouveau-né. Certains ont vu dans ce symptôme, la manifestation de la diathèse hémophilique et du purpura hémorragique (maladie de Werlhof).

Stuart cite un exemple d'hémophilie observé par lui dans sa clientèle. Il fut appelé auprès d'une femme en train d'accoucher pour la quatrième fois; le précédent accouchement avait été laborieux et suivi d'une métrorragie fort abondante. Pendant sa grossesse, elle avait eu plusieurs accidents hémorragiques ainsi qu'une dysenterie avec perte de sang considérable qui l'avait rendue fort anémique. L'accouchement fut néanmoins très facile et très régulier. L'enfant était petit et chétif. Le lendemain, on vint prévenir Stuart que l'enfant avait vomi du sang. Les vomissements s'étaient produits à plusieurs reprises dans la journée; des garde-robes mélœniques avaient été également évacuées. Pourtant il continuait à prendre le sein. Le lendemain l'hémorragie s'arrêta, et, bien qu'elle l'eût rendu excessivement chétif et malingre, l'enfant survécut. Ici, dit l'auteur, la disposition à l'hémophilie de la mère paraît être la seule raison plausible de l'hématémèse de l'enfant. Pour nous, nous pensons quand même que l'état peu brillant du nouveau-né à sa naissance avait dû favoriser l'hémorragie. De plus, l'absence d'hémorragie par l'ombilic, ce lieu de prédilection de l'écoulement sanguin dans l'hémophilie du nou-

veau-né, nous confirme dans cette opinion. L'hémophilie, malgré cette observation, et à cause même de sa rareté, doit toujours continuer à être regardée comme une cause exceptionnelle du *mélœna*.

Gübler et Billard ont constaté l'hémorragie gastro-intestinale au cours de la maladie de Werlhof. Mais, dans les cas
cités par eux, les enfants succombaient autant à l'intoxication
générale qu'à l'hémorragie interne. L'hématémèse et le mélœna ne s'étaient montrés que comme symptômes de la maladie, symptômes bien secondaires auprès des hémorragies in-
coercibles qui s'étaient produites par les autres muqueuses,
et dans l'intérieur même des différents organes.

A côté de ces maladies, qui comptent les hémorragies gastro-intestinales au nombre de leurs symptômes, nous trouvons,
mentionnée par Klebs, une anémie aiguë des nouveau-nés.
Cette anémie, analogue à celle signalée chez les femmes en-
ceintes, est due à l'envahissement de tout l'organisme par
une bactérie. Les hémorragies qui surviennent chez les enfants
atteints de cette variété d'anémie coïncident avec une richesse
remarquable du sang en globules blancs avec une tuméfaction de la rate et des ganglions lymphatiques. Les hémorragies des nouveau-nés anémiques ne reconnaîtraient donc pas
d'autres causes que celles des hémorragies moins fréquentes
de l'adulte à la suite d'anémie pernicieuse ou d'intoxication
chronique.

Consécutives à une septicémie contractée par la mère, on a
constaté des hémorragies internes chez l'enfant. Nous n'avons
pu retrouver aucun de ces cas. Nous pensons qu'il s'agit uniquement dans cette occasion d'une maladie survenue chez l'enfant après sa naissance, et qui peut engendrer chez lui des
hémorragies.

D'après Klebs, ces hémorragies ne se produiraient que chez
des nouveau-nés déjà affaiblis et anémiques. La plupart des

observations que nous avons consultées se plaisent au contraire à faire remarquer la constitution robuste des enfants
atteints de mélœna. Comme l'hémophilie, comme la maladie
de Werlhof, les bactéries signalées par Klebs et la septicémie
ne sont encore que des causes très rares de l'écoulement sanguin chez le nouveau-né.

Nous arrivons enfin à la théorie de Landau et des autres
auteurs allemands qui fait de l'ulcération de la muqueuse gastrique ou intestinale la cause principale du mélœna des enfants. Landau a attribué l'ulcération à un embolus. Nous empruntons à la thèse de Ribemont le résumé de l'opinion de cet
auteur :

« Landau fait remarquer, dit-il, tout d'abord que la formation d'un thrombus dans la veine ombilicale n'est pas un fait
physiologique, comme l'admet Henle, mais est exceptionnelle,
car l'oblitération de ce vaisseau se fait par accolement de sa
tunique endothéliale. Cette thrombose exceptionnelle ne serait
pas causée, comme le veut Wirchow, par un rétrécissement du
calibre du vaisseau ou par une paralysie de ses parois amenant un ralentissement dans le cours du sang, mais elle serait
liée à une insuffisance de la respiration chez l'enfant qui vient
de naître.

» Le résultat d'une première inspiration énergique est d'as-
pirer le sang contenu dans la veine ombilicale. Vide, la veine
s'affaisse non seulement dans sa partie funiculaire, mais aussi
dans sa portion intra-abdominale. Ces deux portions de la
veine ombilicale sont ainsi retranchées complètement du reste
de l'arbre circulatoire. Mais si la respiration tarde à s'établir,
si l'action du cœur est rendue moins énergique par un certain
degré d'asphyxie, ce sang stagne dans la veine ombilicale et
s'y coagule. Plus tard, il peut se faire qu'une partie du caillot
se détache et soit entraînée dans le courant circulatoire jusque
dans le cœur droit, qui (la circulation pulmonaire se faisant im-

2

parfaitement) le lance à travers le canal artériel dans l'aorte. Il s'engage ensuite à travers une des branches du tronc cœliaque ou de l'artère mésentérique supérieure, ainsi que l'ont constaté Wirchow, Klob et Rauchfuss dans plusieurs autopsies.

» Ce n'est pas seulement au niveau de la veine ombilicale, mais encore dans le canal artériel, qu'un thrombus peut se former (et cela grâce à un établissement imparfait de la respiration), thrombus dont un fragment détaché pourra venir oblitérer quelque branche collatérale de l'aorte descendante. »

Telle est résumée la théorie de Landau; mais elle a une si grande importance, qu'avant de la discuter nous tenons à citer quelques lignes de l'auteur lui-même :

« La découverte (1) d'un ulcère rond au niveau du duodénum ayant déterminé les hémorragies gastro-intestinales par érosion de la branche de l'artère pancréatico-duodénale est parfaitement conforme aux faits publiés déjà par Buhl, Hecker et Spiegelberg. L'origine de ces lésions est-elle intra-utérine, comme l'ont pensé Billard, Heck er, Buhl, Bohn Spiegelberg? Cette opinion n'a été contredite jusqu'à présent par personne. Néanmoins, malgré la multitude des assertions dans ce sens, notre réponse sera négative; d'autant plus que, si l'on s'est rangé à l'opinion intra-utérine de ces sortes de lésions, c'est faute jusqu'à présent de ne les avoir pu expliquer autrement. Si on fait abstraction, en effet, de l'invraisemblance à ce qu'il y aurait qu'un fœtus soit atteint pendant son séjour dans l'utérus d'une inflammation d'organes qui ne possèdent encore aucune activité physiologique, on est en droit de rappeler qu'il n'existe dans la science aucune preuve de la possibilité d'altérations semblables dans la

_____

(1) Traduction empruntée à la thèse de Dusser.

vie intra-utérine. On ignore même si le suc gastrique, condi-
tion indispensable à ces sortes d'ulcères, fait son apparition
dans les derniers jours qui précèdent la naissance. Enfin, en
admettant l'exactitude de l'hypothèse précédente, faudrait-il
encore expliquer comment se produit cet ulcère à moins de
souscrire aux affirmations de Hecker et de Buhl, qui regar-
dent comme impossible de souscrire à cette question. Tout
en niant cependant qu'il soit prouvé que le *melœna vera* ait
une origine fœtale et en soutenant même cette idée, nous ne
pouvons même admettre les idées de Bohn (théorie de la fol-
liculite). Les vues de cet auteur ne reposent sur aucune donnée anatomo-pathologique. En effet, il y a bien peu d'observations où l'on ait noté de la stase au niveau de la muqueuse
digestive; chez notre sujet, cette membrane était parfaitement intacte. Les modifications des glandes intestinales qui,
lorsqu'elles existent, doivent se rattacher à un catarrhe intestinal, manquent souvent. L'identification si séduisante que
l'on serait tenté d'établir entre la pathogénie des ulcères
ronds chez l'adulte et celle des mêmes lésions chez le nouveau-né, idée qui exclut toute réaction inflammatoire, suppu-
ration, etc., serait restée une pure hypothèse tant que l'on
n'aurait pas trouvé une base anatomique à cette concep-
tion. En effet, autant il est facile de comprendre comment
une embolie ou une thrombose puisse se produire chez un
individu atteint d'une maladie de cœur, d'athérome ou de
chlorose, autant cela paraît invraisemblable chez un nouveau-
né bien portant, bien conformé, chez lequel il n'existe pas le
moindre trouble de lésion dans les vaisseaux.

» Mais si l'on arrivait à démontrer que le point de départ
du processus morbide est une embolie à laquelle succède
l'ulcération, on parviendrait non seulement à dépouiller l'ulcère des nouveau-nés de son apparence spécifique, mais
encore à prouver que son origine n'est point intra-utérine.

En l'absence de la dégénérescence graisseuse invoquée par Buhl, ou de la syphilis, où trouver quelque part une thrombose? Nous parcourûmes avec grand soin tous les protocoles d'autopsies sans rien trouver qui pût appuyer notre manière de voir, quand il nous vint l'idée que la thrombose avait bien pu exister dans des régions négligées, par exemple au niveau des vaisseaux ombilicaux ou du canal artériel. Et, en effet, dans les cas que nous avons relatés, nous vîmes, dans la veine ombilicale, une thrombose s'étendant jusqu'au niveau de la veine cave; quant au canal artériel, on avait déjà recherché son état de perméabilité avec une sonde; il est très possible qu'il y eût là les éléments d'une embolie éventuelle. Quelle était la valeur de cette thrombose de la veine ombilicale? le fait pouvait être normal; en admettant que l'existence de celle-ci fût normale, il restait toujours à montrer l'embolie de l'artère pancréatine duodénale. »

Telle est en résumé la théorie de l'ulcération. Une thrombose se fait dans les veines ombilicales, une gêne respiratoire se produit et un embolus va oblitérer une des ramifications des artères du tronc cœliaque. Des autopsies bien faites sont venues corroborer l'opinion de Landau, et nous ne pouvons passer sous silence les ulcérations gastriques ou intestinales comme cause du mélœna. Mais nous sommes encore loin de donner uniquement ces ulcérations comme origine aux hémorragies internes des nouveau-nés. Nous pensons, au contraire, que c'est là un cas exceptionnel.

Landau a observé une série heureuse et a eu le tort de généraliser quelques cas particuliers. Les ulcérations, étant une lésion par perte de substance, ne sauraient se réparer et guérir toutes seules, vu surtout l'âge des malades. Le pronostic devrait être le plus souvent fatal et la guérison exceptionnelle. Sans vouloir nier la mortalité élevée de cette affection, nous observons cependant des guérisons assez fréquentes, et cela sans tenir compte de tous les cas de méloena qui passent inaperçus. La couleur noirâtre que prend le sang digéré et son mélange avec le méconium doivent souvent faire méconnaître ces hémorragies.

Cette théorie de l'embolus est bien attrayante de nos jours, où dans toute maladie on cherche une lésion anatomique palpable. Mais la discussion des faits eux-mêmes, présentés par Landau, nous porte à regarder la thrombose comme une cause très rare de méloena. Pourquoi, en effet, cette embolie se produirait-elle de préférence dans les vaisseaux qui vont à l'estomac ou à l'intestin ? Pourquoi ne constaterions-nous pas aussi des noyaux de nécrose dans d'autres organes, tels que le cerveau, le poumon, le foie, le rein ? Il faut toute une série de circonstances heureuses pour que l'embolus, parti de la veine ombilicale, arrive à la muqueuse de l'intestin ou de l'estomac. Il faut d'abord, c'est incontestable, une gêne respiratoire favorisant la formation du caillot, mais il faut surtout que le trou de Botal et le canal artériel soient perméables. Alors l'embolus, arrivé au cœur droit par la veine cave inférieure, trouve deux chemins ouverts devant lui : ou il passe dans les artères pulmonaires, et de là, si le canal artériel n'est pas encore oblitéré, il gagne l'aorte pour aller s'arrêter enfin dans une des dernières ramifications de l'artère mésentérique supérieure ; ou bien, par le trou de Botal encore ouvert, il passe dans l'oreillette et le ventricule gauches pour, de là, être lancé directement dans l'aorte et arriver peut-être au tronc cœliaque.

En étudiant les observations publiées dans la thèse de Dusser, nous trouvons une seule fois le trou de Botal signalé comme largement ouvert. Une seule observation mentionne aussi une dilatation anévrysmale du canal artériel. Malgré cela, nous relatons douze cas d'ulcérations constatées à l'autopsie. Dans les dix autres cas, le caillot avait suivi sans doute une voie autre que celle du canal artériel ou du trou de Botal. Mais alors, pour quelle raison ne s'est-il pas arrêté dans le poumon ? Pourquoi est-il arrivé jusqu'aux artères du tronc cœliaque, alors qu'il avait déjà rencontré largement ouvertes sur son chemin les carotides et les sous-clavières ?

De plus, sur trente-cinq cas rapportés dans cette thèse, l'ulcération gastrique ou intestinale a été vue douze fois. Cinq cas sont restés sans autopsie. Dix-huit fois on n'a trouvé aucune trace de lésion ulcéreuse. Nous abandonnons volontiers aux partisans de l'ulcération les cinq cas restés sans autopsie, et nous trouvons alors dix-sept cas d'ulcération à opposer à dix-huit cas sans ulcération.

Malgré cette égalité presque complète, nous persistons quand même à croire à la rareté relative du proces sus ulcéreux. Les mélœna qui ont guéri n'étaient certainement pas sous la dépendance de lésions anatomiques aussi graves que l'ulcération, et alors, aux dix-huit cas favorables à notre thèse, nous devons ajouter les trente-cinq cas de guérison. En tout cinquante-trois cas sans ulcération pour dix-sept cas avec ulcération. Si nous y ajoutons encore les cinq cas que nous publions, nous arrivons à une moyenne d'un sur cinq environ. Cette discussion nous amène à conclure nécessairement à l'importance de l'ulcération comme cause de l'hémorragie. Toutefois, nous pensons que la moyenne trouvée par nous est trop élevée et que les cas de mélœna guéris et passés inaperçus doivent encore l'abaisser dans des proportions très considérables.

Landau avait invoqué l'embolus comme cause de l'ulcération. Kling, à la suite de faits observés par lui à la Maternité de Munich, pense que la congestion peut, elle aussi, déterminer une lésion ulcéreuse. D'après cet auteur, la congestion amène une extravasation sanguine avec formation de points ecchymotiques dans la muqueuse gastrique ou intestinale. Ces points se sphacèlent, la paroi muqueuse protectrice est détruite et le suc gastrique, grâce à son action corrodante, ne tarde pas à ulcérer les vaisseaux et même à perforer les tuniques sous-jacentes. Silœrmann, après avoir étudié 42 cas qui se sont présentés à lui, donne aux ulcérations la double origine de l'embolus et de la congestion. Il admet aussi une altération de texture des parois vasculaires.

La théorie de Kling, appuyée sur la congestion, nous semblerait préférable à celle de Landau. La congestion a été trouvée, il est vrai, chez les nouveau-nés par la plupart des auteurs; mais nous ne croyons pas qu'à cet âge le suc gastrique ait un pouvoir digestif aussi considérable. La susceptibilité exagérée de la muqueuse gastrique dans les premiers âges de la vie ne nous permet pas d'accepter l'ulcération comme due à l'action corrodante d'un suc gastrique dont le pouvoir digestif n'a été vérifié par aucune expérience physiologique.

Que l'ulcération soit due à un embolus, qu'elle soit due à une congestion, nous persistons toujours à voir en elle une origine exceptionnelle du mélœna.

CHAPITRE III

ÉTIOLOGIE. — PATHOGÉNIE

DEUXIÈME PARTIE

Nous n'avons examiné jusqu'ici que les causes des hémorragies gastro-intestinales n'ayant entre elles aucun lien commun. Dans cette deuxième partie, nous allons étudier au contraire celles qui nous paraissent dominées par une idée générale, l'état congestif des viscères abdominaux, et qui se trouvent unies, soit par une origine commune, soit par des effets identiques.

A l'encontre des causes précédentes, celles-ci ne se traduisent à l'autopsie par aucune lésion macroscopique ou microscopique. Tous les organes ont une apparence saine et leur constitution ne présente aucune anomalie.

Avant d'approfondir l'étude de chacune de ces causes, nous croyons utile de présenter une vue particulière de la circulation de l'enfant à sa sortie de l'organisme maternel.

Avant la naissance, la circulation placentaire sert pour ainsi dire de soupape de sûreté la circulation fœtale. Par l'intermédiaire de la veine et des artères ombilicales, il se produit entre les deux systèmes une sorte d'équilibre qui empêche une réplétion trop grande du système vasculaire de l'enfant. Déjà, à cause même de l'échange sanguin très actif qui se produit au niveau de l'ombilic, le sang se trouve tout naturellement attiré dans les organes qui avoisinent cette région. Au moment de la naissance, la circulation de l'enfant subit une perturbation profonde; elle devient indépendante, le sang ne suit plus son cours habituel, le système de la veine porte est brusquement surchargé et une stase sanguine passagère se produit dans les organes de l'abdomen. Les vaisseaux sanguins, surtout les veines de l'estomac et de l'intestin, se trouvent momentanément distendus, l'hémorragie est imminente; que la stase veineuse s'accentue un peu plus et il se fait une exhalation sanguine.

Toutefois les autopsies nous ont appris que, lorsque l'ulcération n'avait pas été vue, on n'avait pas trouvé non plus de rupture vasculaire. Comment peut donc se faire l'écoulement sanguin? La diapédèse des globules rouges à travers les parois vasculaires, nous fournit l'explication de ce phénomène.

La théorie de la diapédèse des globules rouges a été regardée longtemps comme impossible. Nous empruntons à la *Pathologie générale* de Hallopeau ce passage qui tend à prouver le contraire :

« Le sang normalement contenu dans le système vasculaire peut en sortir pour s'écouler au dehors, ou s'infiltrer dans les tissus, quand les parois des vaisseaux deviennent le siège d'une rupture, ou quand une modification de nature indéterminée les rend perméables pour les globules rouges comme elles le sont pour les globules blancs dans l'inflammation; on dit, dans ce dernier cas, qu'il y a *diapédèse*. La réalité de ce mécanisme, considérée longtemps comme inadmissible, en raison de la continuité de la paroi, n'est plus révoquée en doute depuis que l'issue des globules a pu être directement constaté d'abord par A. Waller, puis par Conheim. On pourrait contester cependant qu'il s'agisse là de véritables hémorragies, car le sang dans ces conditions ne sort pas en nature des vaisseaux; le liquide extravasé diffère du plasma, et les globules rouges n'y sont pas dans les mêmes proportions qu'à l'état normal ; mais cette distinction ne peut être admise en pratique, car, pour un certain nombre d'hémorragies, on ne peut dire avec certitude s'il y a eu hémorragie ou diapédèse ; en réalité l'issue des globules rouges suffit à caractériser l'hémorragie. On pense que les lieux de passage des globules rouges sont les espaces intercellulaires ; la matière unissante, l'espèce de ciment qui les remplit, semble, dans certaines circonstances, devenir perméable aux éléments cellulaires. Arnold a constaté que, sous l'influence de la stase et de la distension de la paroi, ces espaces intercellulaires s'entr'ouvrent. »

Ainsi donc, d'après Hallopeau, l'hémorragie peut se faire par le passage des globules rouges à travers les espaces intercellulaires. Cette constatation nous explique très bien les caractères négatifs fournis par les autopsies, et la guérison de ces hémorragies ne nous semble plus devoir être exceptionnelle comme dans les cas d'ulcérations, l'hémorragie cessant dès que la stase veineuse disparaît.

Avant d'aborder l'étude des diverses causes des hémorragies ayant comme origine une stase sanguine, nous tenions à donner ce court exposé de la diapédèse des globules rouges. Nous sommes amené tout naturellement à conclure que la congestion peut produire des hémorragies sans rupture vasculaire ; cependant cette rupture vasculaire peut exister, mais surtout dans les cas où l'hémorragie se fait d'emblée avec une grande abondance.

Nous allons examiner maintenant les diverses origines données à cette stase sanguine.

Rindfleisch a trouvé dans la texture même des tuniques intestinales du nouveau-né la cause physique de la stase sanguine : « On sait, dit-il, que les petits troncs artériels et veineux qui amènent le sang aux réseaux vasculaires des muqueuses intestinale et stomacale, traversent la tunique musculaire en suivant un trajet oblique. Ils sont entourés en outre d'une zone de tissu conjonctif lâche qui, pour les artères, est assez forte ; de sorte que, entre le vaisseau et les faisceaux musculaires, il existe un espace assez large dans lequel le vaisseau peut se mouvoir ; cette gaîne, très mince au contraire pour la veine, l'expose à une compression facile de la part des fibres musculaires, lorsque celles-ci se contractent. En raison de cette disposition, chaque contraction de la tunique musculaire de l'intestin gênera le cours du sang qui revient de la muqueuse, il en résultera une réplétion notable qui durera autant que la contraction elle-même, et qui pourra devenir persistante, si les contractions sont plus fréquentes. »

Cette théorie de Rindfleisch, basée sur un fait anatomique, est très vraisemblable. Mais nous ne la croyons pas suffisante. Nous admettons très bien ces contractions péristaltiques amenant une stase veineuse dans les vaisseaux de l'intestin, mais nous ne comprenons pas pourquoi cette stase ne se produirait qu'au moment de la naissance, et pourquoi nous ne verrions pas des hémorragies plus fréquentes avoir lieu longtemps après la venue au monde du petit être. Nous pensons, au contraire, qu'une congestion générale est nécessaire à la production de cette stase sanguine ; ce n'est qu'au moment où le système veineux abdominal est surchargé, que ces contractions péristaltiques, empêchant le libre écoulement du sang, produisent l'hémorragie.

Ces contractions intestinales ne tardent pas à arriver. L'intestin est un organe qui fonctionne bientôt après la naissance pour l'évacuation du méconium. A cela il faut ajouter aussi la mauvaise habitude qui règne dans beaucoup de familles de gorger de lait les enfants. Quelques heures de diète ne sauraient porter préjudice au nouveau-né, et l'intestin ne fonctionnerait qu'au moment où l'équilibre serait établi entre la respiration et la circulation.

Kiwisch eut l'idée bizarre de voir dans la ligature préma-
turée du cordon une cause d'hémorragie gastro-intestinale.
Porak défend la théorie contraire et donne comme origine au
mélœna la ligature tardive du cordon.

De ces deux opinions, quelle est la meilleure ? La plus logique, sans contredit, appartient à Porak. La ligature pré-
maturée fait perdre à l'enfant 40 à 50 grammes de sang ; c'est
là une quantité qui est loin d'être négligeable. D'un autre
côté, la ligature tardive surchargé le système vasculaire du
nouveau-né et lui fait courir les risques d'une hémorragie.
Malgré cela, nous croyons que la ligature du cordon doit toujours être faite d'une façon tardive. S'il se produit une hémorragie, chose très rare dans ce cas, l'organisme de l'enfant se débarrassera de son excès de sang, il se produira une
véritable épistaxis intestinale ; si, au contraire, l'hémorragie
ne se fait pas, le nouveau-né ne pourra que bénéficier de ces
50 grammes de sang. D'ailleurs, de nos jours, la ligature
tardive du cordon est admise comme un procédé excellent
par tous les médecins, et, dans les maternités actuelles, les
cas de mélœna et d'hématémèse sont tout aussi rares que par
le passé.

Nous arrivons enfin à la théorie de Billard, Barthez et Rilliet. C'est à cette théorie, que nous allons exposer, que nous
nous rallions pleinement. Ces auteurs font de la congestion
passive des organes abdominaux la cause principale des hémorragies gastro-intestinales du nouveau-né.

« A l'état sain, dit Billard, le tube intestinal des enfants est
généralement injecté, présentant un aspect rosé et de nom-
breuses ramifications vasculaires. Cela tient à ce que le sang
reflue facilement dans les gros vaisseaux, surtout veineux, dès
qu'il existe une gêne circulatoire quelconque. Ces gros vaisseaux se trouvent gorgés d'un sang noir et liquide qui reflue
vers les capillaires dont les branches multiples s'injectent, etc.»

Barthez et Sanné ajoutent : « Qu'à l'hyperémie normale de la muqueuse gastro-intestinale des nouveau-nés, qui constitue une réelle prédisposition, viennent s'adjoindre l'atonie vasculaire et le ralentissement apporté à la circulation abdominale par une obstruction de la veine porte ou par le volume exagéré du foie et de la rate, et l'hémorragie sera faite. Il en sera de même si la respiration s'établit avec difficulté ; ne pouvant affluer aux poumons, qui ne se dilatent qu'imparfaitement, le sang engorge les autres organes et principalement l'intestin dont les vaisseaux distendus, ne pouvant supporter ce nouvel effort, laissent sourdre le liquide dans sa cavité. »

Telle est toute la théorie de la congestion. Nous allons examiner maintenant les origines qui lui ont été données.

Le foie, pendant toute la vie fœtale, a pour fonction, d'après Küss et Duval, d'éliminer les produits excrémentitiels provenant des phénomènes de combustion. Il est aussi relativement très développé chez l'embryon, et on est porté à admettre qu'il remplace, jusqu'à un certain point, le poumon comme organe d'excrétion des produits organiques.

A la naissance, on trouve encore le foie très volumineux, et, comme toutes les glandes et à cause même de son importante fonction, il est très vasculaire. Au moment où la circution extra-fœtale est supprimée, le sang, qui allait au foie par la veine ombilicale, passe par la veine porte et il se produit de ce fait une hypertension dans les systèmes vasculaires porte et hépatique. D'un autre côté, la gêne respiratoire passagère qui a lieu à ce même instant amène une stagnation sanguine dans la veine cave inférieure. L'écoulement du sang par les veines sus-hépatiques se trouve par suite considérablement ralenti. Le foie, ainsi distendu par le fluide sanguin, s'oppose au passage du sang venu de l'intestin par la veine porte elle-même surchargée ; il y a stase sanguine au niveau des muqueuses stomacale et intestinale, et l'hémorragie peut se faire à la surface de ces muqueuses, soit par diapédèse, soit par rupture vasculaire.

Dans le *Nouveau Traité de médecine* de Charcot, Bouchard et Brissand, nous trouvons ces quelques lignes qui donnent raison à cette théorie : « Le système vaso-moteur abdominal a une fonction spéciale, ou tout au moins une puissance nerveuse qui fait qu'on peut observer dans son domaine une congestion bien autrement intense que dans d'autres départements vasculaires. Chez le sujet sain, cette congestion ne donnera pas lieu à une hémorragie, parce que le foie peut se tuméfier et loger des quantités considérables de sang, et parce que le passage du sang du système porte dans le système cave par les veines sus-hépatiques est facile. »

Chez l'enfant nous voyons réalisées, au contraire, deux conditions favorables à une hémorragie : l'écoulement du sang du système porte par les veines sus-hépatiques est gêné par l'hypertension qui s'est produite dans la veine cave, et la muqueuse intestinale dont la congestion est l'état habituel chez l'enfant se trouve toute prête à laisser se produire des hémorragies à sa surface. De plus, le foie gorgé de sang ne peut plus se tuméfier et recevoir l'excès du liquide sanguin qui pourrait lui venir de la veine porte.

Dans la thèse de doctorat de Dusser, sur les 18 cas de mort sans ulcération, l'autopsie a permis de constater que 9 fois la glande hépatique était très fortement congestionnée. Cette congestion a été retrouvée même après des hémorragies abondantes ayant occasionné la mort. Dans les autres cas, nous sommes tout naturellement porté à croire que la grande perte de sang subie par le nouveau-né devait masquer la congestion hépatique qui existait très probablement pendant la vie.

Cette congestion du foie, qui est relativement de courte durée, nous permet de comprendre le peu de gravité que présente en général cet accident morbide. Sans doute, une hémorragie chez un nouveau-né est souvent un symptôme grave, mais si cette hémorragie survient chez un enfant robuste, si elle se présente sans pâleur des téguments, sans menace de syncope, on ne peut voir là un accident fatal à brève échéance. Nous pensons que les cas de mélœna signalés par les auteurs ne sont que des cas remarquables à cause de l'ensemble des symptômes qui les accompagnent. Nous sommes persuadé, au contraire, qu'un grand nombre de cas passent inaperçus à cause de la couleur des selles, semblables à du méconium, et du peu de gravité que présentent les symptômes généraux.

A la congestion hépatique nous pouvons rattacher comme ayant une même origine la congestion des capillaires de la vésicule biliaire. Lumpe et Hoffmann, les auteurs de cette théorie, pensent que les capillaires de cet organe, surchargés de sang, finissent par se rompre; le sang serait alors évacué par l'intestin sous forme de mélœna.

La congestion du foie, telle que nous venons de l'étudier, tient sous sa dépendance toutes les autres causes de stase sanguine dans les organes abdominaux. Ce n'est, pour ainsi dire, que par l'intermédiaire du foie qu'elles peuvent se manifester. Que pour une raison ou pour une autre le sang se trouve chassé d'un organe important, il se fera de toute nécessité une surcharge dans le système veineux, surcharge qui produira une hypertension dans la veine cave inférieure; c'est alors cette dernière qui agira plus particulièrement sur l'état vasculaire du foie.

Au nombre de ces causes, nous devons placer la gêne respiratoire et circulatoire. A l'appui de cette opinion, nous présentons l'observation V, empruntée à la thèse de Dusser. Nous nous trouvons en présence d'un cas de mélœna chez un enfant nouveau-né de sept jours, atteint de pleurésie gauche. La pleurésie est bien le type de la maladie ayant, à cause de l'organe qu'elle affecte, une action manifeste sur la fonction circulatoire ou respiratoire. L'enfant ne présente aucun signe pouvant faire soupçonner sa pleurésie, on ne se doute même pas de cette grave affection. On ne constate qu'une hémorragie intestinale suivie d'une anémie qui entraîne la mort. La gêne circulatoire et respiratoire due à la compression du poumon et du cœur favorisait bien la stase sanguine. Les poumons comprimés par l'épanchement ne devaient que difficilement se laisser pénétrer par le sang. Aussi, l'organe qui offrait la moindre résistance à cette congestion passive, ne devait pas tarder à être menacé, et l'hémorragie intestinale a eu lieu. Eppstein, dans une étude sur le mélœna, est arrivé à cette conclusion, que les organes qui sont le siège des hémorragies sont toujours ceux qui, par le fait de leur débilité physiologique, sont plus particulièrement prédisposés. Tout le monde aujourd'hui est d'accord pour reconnaître au tube digestif du nouveau-né cette débilité favorable à l'hémorragie relatée dans le travail d'Eppstein. La congestion, étant l'état habituel de l'intestin, fait de cet organe un lien de moindre résistance, et à la plus légère atteinte il ne tarde pas à succomber.

Enfin nous plaçons en dernier lieu, comme cause de la stase sanguine, la longueur du travail et la compression supportée par le fœtus au cours de l'accouchement. Ces deux complications se trouvent relatées dans un grand nombre d'observations d'hémorragies gastro-intestinales. Dans une communication faite à « l'Obstetrical Society » de Londres, M. Herbert Spencer, à la suite d'une étude basée sur 130 autopsies, nous apprend que les hémorragies viscérales sont plus fréquentes et surtout plus abondantes chez les enfants qui ont subi des pressions, soit par le fait d'une étroitesse extrême du bassin, soit parce qu'ils ont été extraits à l'aide d'instruments ou par la version. Toujours d'après ce même auteur, les hémorragies

autres que celles du cerveau sont plus fréquentes dans les présentations du siège que dans les présentations céphaliques.
Le forceps ne doit être employé que rarement, et surtout il
ne faut pas s'en servir quand on désire seulement abréger le
travail.

M. Ribemont réfute dans sa thèse d'agrégation une opinion
analogue, et dit : « En admettant, ce qui d'ailleurs n'est pas
démontré, qu'une congestion résultant de la compression supportée par le fœtus pendant le travail puisse être poussée
jusqu'à l'hémorragie, celle-ci serait un accident de la vie fœtale, et comme telle ne saurait nous occuper. Il est impossible que cette congestion ne diminue pas à partir du moment
où l'enfant expulsé ne subit plus aucune compression dange-
reuse, et que par conséquent elle joue un rôle effectif dans la
production d'une hémorragie intestinale chez le nouveau-né. »

Nous n'admettons pas entièrement la réfutation de M. Ribemont, et nous persistons à croire à l'influence de la compression fœtale et de la longueur du travail. Nos quatre premières observations viennent à l'appui de cette hypothèse, et
dans deux d'entre elles nous trouvons deux applications de
forceps, circonstance tout particulièrement favorable à l'hémorragie, d'après M. Herbert Spencer. De plus, nous ne pensons
pas que l'hémorrhagie fœtale doive cesser aussi rapidement
après la naissance.

L'entrée du nouvel être dans la vie est accompagnée de
phénomènes congestifs qui ne peuvent que s'ajouter à ceux
déjà produits par la longueur de l'accouchement. Dans tous
les cas, l'hémorragie ne se traduit à nos yeux que grâce à la
vie du nouveau-né, et alors elle ne saurait nous être indiffé-
rente. L'évacuation seule du mélœna ne peut nous donner aucun
renseignement sur le moment de l'hémorragie ; qu'elle ait eu
lieu avant ou après l'expulsion, elle nous est indiquée toujours
par le même symptôme, et nous ne saurions passer sous silence

3

les cas de mélœna survenus tout de suite après la naissance.

Nous ne terminerons pas ce chapitre sans dire un mot d'anatomie pathologique. Nous empruntons à Billard la description de la congestion intestinale. « L'injection du tube digestif se présente presque toujours sous trois formes : injection ramiforme, injection capilliforme, rougeur étendue sur un ou plusieurs points du tube digestif avec ou sans exhalation sanguine.

» Le caractère passif de ces divers degrés d'injection se reconnaît à la surabondance du sang veineux dans les veines abdominales, le foie, le cœur, les poumons. Ce liquide reflue comme par régurgitation dans les veines intestinales et leurs ramifications les plus fines. Cet état se trouve chez les enfants nés en état imminent d'asphyxie. L'injection ramiforme ne se reconnaît généralement qu'à l'autopsie et ne cause aucun désordre fonctionnel. Au contraire, l'injection capilliforme et la rougeur locale ou généralisée qu'on trouve sur le tube digestif proviennent de congestions passives donnant lieu à une série de symptômes : phénomènes congestifs du côté des autres organes (foie, poumon, cœur), et même pouvant aller jusqu'à la congestion intestinale, qui n'est que la congestion des autres organes. »

Les auteurs, partisans ou non de la congestion, n'ayant que très rarement, pour ne pas dire jamais, constaté de rupture vasculaire, nous sommes obligés de croire à l'hémorragie par diapédèse, par simple exhalation sanguine.

Pour les ulcérations, nous ne signalons rien de particulier. Elles ne diffèrent point de celles trouvées chez les adultes. Ce sont toujours des pertes de substance taillées à pic dans les tissus et intéressant partie ou totalité des tuniques de l'estomac ou de l'intestin.

On a voulu voir dans l'âge une cause de prédisposition aux hémorragies. Les tableaux que nous avons consultés donnent comme dernière limite douze jours; on a vu cependant des mélœna survenir au bout de douze heures.

Le sexe n'a, lui aussi, aucune influence sur cet accident morbide. On trouve autant de garçons que de filles atteints par la maladie.

Certains auteurs ont vu dans le surmenage maternel une cause de débilitation du nouveau-né pouvant entraîner des hémorragies. C'est là un fait qui mériterait d'être mieux confirmé.

Enfin, en dernier lieu et à titre de curiosité, comme cause de mélœna, nous citerons l'évacuation du méconium retenu d'une façon anormale dans l'intestin et la présence d'ascarides ayant occasionné un véritable traumatisme.

Arrivé à la fin de cet exposé des théories pathogéniques du mélœna et de l'hématémèse, nous ne cacherons point nos préférences pour la théorie congestive. Nous pensons que la plupart des hémorragies sont sous sa dépendance, et, dans le cours de ce travail, nous croyons être parvenu à vérifier cette hypothèse.

Comme le dit M. le professeur Grynfeltt dans sa clinique, « la maladie n'est ici que l'exagération d'un état physiologique. L'hémorragie intense d'emblée cesse vite pour ne plus reparaître ; c'est une véritable saignée déplétive qui détend la congestion hépatique au même titre que les sangsues à l'anus soulagent l'adulte atteint de congestion du foie. »

CHAPITRE IV

SYMPTOMES ET DIAGNOSTIC. — PRONOSTIC

Après nous être aussi longuement étendu sur la pathogénie des hémorragies gastro-intestinales, nous ne pouvons pas laisser dans l'ombre les divers symptômes qui appartiennent à cette affection. Nous parlerons en même temps du diagnostic et du pronostic.

Les symptômes du mélœna sont en tout point semblables à ceux qui accompagnent les hémorragies en général. Le premier de tous, celui qui lève tous les doutes, le plus important, est l'écoulement du sang. Cet écoulement peut se faire par la bouche (hématémèse) ou par l'anus (mélœna). D'après Silœrmann, qui a observé 42 cas, la fréquence des hémorragies au point de vue de l'orifice serait la suivante : 25 fois le sang sortait par la bouche et l'anus, 10 fois par l'anus seulement, 7 fois par la bouche seulement. Fréquemment nous voyons coïncider le mélœna et l'hématémèse, et lorsque ces deux symptômes se produisent simultanément le mélœna apparaît le premier. L'hématémèse isolée est toutefois assez rare, le mélœna est beaucoup plus fréquent.

L'hémorragie des nouveau-nés ne se traduit le plus souvent que par ces symptômes objectifs. Lorsque la perte sanguine est faible, lorsqu'elle n'est pour ainsi dire qu'une hémorragie critique, une saignée favorable, son existence n'est reconnue que lors de l'évacuation du sang. On ne voit apparaître aucun symptôme alarmant.

D'après Gendrin, dans certains cas suivis de mort, on a trouvé à l'autopsie le tube digestif rempli de caillots de sang alors que pendant la vie on n'avait constaté aucun symptôme d'hémorragie grave. Nous pensons que ce sont là des cas très rares.

Au moment où l'hémorragie commence, elle est le plus souvent abondante, mais elle ne tarde pas à diminuer et à disparaître. En général, quand l'hémorragie est forte, elle est accompagnée par l'ensemble des signes de pertes de sang graves.

Avant l'apparition du mélœna ou de l'hématémèse, on voit les enfants s'affaisser rapidement. Ils tombent dans une sorte de collapsus dont il est difficile de les tirer. Le visage change fréquemment de coloration, tantôt très pâle, tantôt animé ; les muqueuses oculaire et buccale se décolorent et l'enfant présente tous les signes d'une anémie profonde. Le pouls faiblit, la respiration s'embarrasse, la température du corps baisse et les extrémités se refroidissent rapidement.

Rhan Escher a vu apparaître des convulsions au cours d'une hémorragie interne chez un enfant. Bouchut cite un cas analogue, mais c'est là un symptôme exceptionnel.

L'abdomen ne présente dans la plupart des cas rien de particulier, quelquefois il a été trouvé mat et légèrement tendu. Enfin, lorsque le sang s'écoule avec sa coloration habituelle, on peut conclure à une hémorragie intense, siègeant suivant l'orifice d'évacuation dans le voisinage de l'anus ou de l'estomac.

En présence de tous ces symptômes, le diagnostic ne saurait être longtemps hésitant. Lorsque le mélœna ou l'hématémèse constituent l'unique symptôme, c'est au médecin d'éliminer certaines causes qui ne présentent aucun danger pour l'enfant. Un rapide examen du mamelon de la mère et l'étude des phénomènes qui se sont produits pendant l'accouchement lui permettront de diagnostiquer un *mélœna spuria*. La rareté de productions néoplasiques chez le nouveau-né l'empêchera, en cas de mélœna isolé, de penser à un polype du rectum.

Après avoir rapidement écarté toutes ces causes d'erreur, l'attention du praticien sera tout entière reportée sur l'enfant.

Reinbold, dans un cas d'hémorragie vu par lui, a pu constater une sensibilité très marquée à l'épigastre chez un jeune enfant. Il diagnostiqua sur ce seul signe un ulcère gastrique ou duodénal. L'autopsie lui donna raison et lui montra l'existence d'une ulcération à la face postérieure de l'estomac. Malgré la rareté de ce fait, cette sensibilité épigastrique devra être recherchée. L'examen des selles devrait toujours être fait au microscope, dès qu'il y aurait le moindre doute, afin de constater la présence des globules sanguins. Mais, devant l'impossibilité où l'on se trouve généralement de faire cet examen microscopique, il faudra s'enquérir soigneusement des remèdes absorbés par l'enfant; le sous-nitrate de bismuth, à cause des selles noires qu'il procure, pourrait occasionner des erreurs.

En outre, les symptômes graves, tels que la pâleur de la face, l'anémie, le refroidissement, nous guideront dans la recherche du diagnostic et ne feront que nous affirmer dans notre opinion.

Le pronostic n'est certainement pas aussi grave que l'a bien voulu dire Rilliet. Alors même que la maladie se présente avec tous les symptômes graves que nous venons de voir, il ne faut pas croire que tout espoir soit perdu. Notre observation I relate que l'enfant avait présenté le tableau fidèle de la plupart de ces signes (pâleur de la face, anémie, etc.). Nous retrouvons encore ces mêmes phénomènes alarmants signalés dans les observations II et III. Dans notre observation VI,

empruntée à Otto de Carlsruhe, nous voyons un enfant anémié au dernier point par des hémorragies qui persistent pendant quatre jours, et malgré tout cela ces quatre enfants ont
guéri.

Mais, quand l'existence d'une ulcération sera soupçonnée, le
pronostic deviendra plus sombre et pourra même être consi-
déré comme fatal.

D'après Silœrmann, la mortalité des hémorragies gastro-
intestinales serait de 44 pour 100. Nous croyons cette
moyenne trop élevée : beaucoup de cas de mélœna passent
fréquemment inaperçus, à cause des symptômes négatifs qui
les caractérisent.

Toutefois le pronostic variera avec la quantité de sang
perdu. On sait que les hémorragies même moyennes sont toujours graves chez les enfants et que la moindre perte de sang
les met dans un état de faiblesse tel que la mort devient imminente. Une hémorragie considérable assombrira donc le pronostic.

CHAPITRE V

TRAITEMENT

Le traitement le plus logique et qui s'impose à première vue est celui des hémorragies en général. Empêcher le sang de se précipiter vers la porte de sortie qui lui est offerte, soit en le détournant vers un autre point de l'organisme, soit en favorisant l'obturation du vaisseau ouvert, telle est toute la thérapeutique.

Tous les hémostatiques en général se trouvent indiqués, et tous ont été employés avec un succès relatif.

Le froid, sous forme de lavement ou de boisson glacée donnée en petite quantité, ne peut qu'avoir une action favorable sur l'arrêt de l'hémorragie. M. le professeur Grynfeltt a employé avec succès le tannin et le ratanhia. A l'exemple de Wiederhofer, M. le Dr Puech s'est très bien trouvé de l'ergotine à la dose de 0 gr. 10 à 0 gr. 15. Toutefois, aussi bien le froid qui peut provoquer les contractions de l'intestin, que les autres médicaments qui peuvent donner lieu à des intoxications, — l'organisme des nouveau-nés est si susceptible, — tous ces remèdes devront être soigneusement surveillés dans leur action et suspendus à la première alerte.

Certains médecins n'ont eu qu'à se louer de l'application de ventouses sèches et de sinapismes, faite pour diminuer la congestion des organes internes. Ce sont là des moyens qui nous

paraissent excellents, parce qu'ils n'ont qu'une action méca-
nique, qui peut venir s'ajouter d'une façon très efficace à celle
des autres remèdes.

Les symptômes généraux seront combattus par les moyens
habituels. On nourrira l'enfant en lui donnant du lait par petite quantité et souvent. L'alcool viendra, comme tonique,
relever les forces du petit être qui, dans ces circonstances-là,
le supporte très bien. La déperdition de calorique sera empê-
chée par la couveuse et, à son défaut, par des boules d'eau
chaude placées dans le berceau de l'enfant.

Dans notre observation VI, nous voyons Otto obtenir une
guérison dans un cas d'hémorragie très grave, en faisant lier
les membres de l'enfant à leur racine. Le nouveau-né fut
couché, la tête déclive, et Otto parvint à le ranimer par des
injections hypodermiques de camphre benzoïqué à la dose de
0 gr. 75. Ce sont là des moyens dont on doit tenir compte et
qu'on ne devra pas négliger.

Appelé auprès d'un enfant atteint d'une hémorragie d'intensité moyenne, le médecin devra se rappeler que le salut
peut dépendre de la rapidité de l'intervention thérapeutique.
La vie de l'enfant est trop menacée pour donner au praticien
le temps d'attendre, ou pour lui permettre de rester dans
l'expectative.

CHAPITRE VI

OBSERVATIONS

Observation Première

(Publiée par le *Montpellier médical* du 13 février 1890, et recueillie à la Clinique d'accouchements dans le service de M. le professeur Grynfeltt.)

Cas d'hémorragie gastro-intestinale chez un enfant nouveau-né venu à terme.— Lenteur du travail. — Syphilis de la mère.

X..., âgée de vingt-cinq ans, de petite taille (elle mesure $1^m,34$), de santé habituelle délicate, présente des signes de syphilis héréditaire. Quoiqu'elle ait marché tardivement, elle n'offre pas de manifestations squelettiques du rachitisme. On ne trouve pas notamment de rétrécissement du bassin.

La menstruation, établie à dix-huit ans et peu abondante quoique régulière, s'est montrée la dernière fois le 15 mars. De cette époque daterait aussi le coït fécondant. La grossesse n'a présenté rien de particulier ; à s'en rapporter aux dires de la femme, elle ne se serait jamais aussi bien portée que pendant cette période. L'accouchement a eu lieu le 26 décembre, à terme, ou bien près du terme. Il s'est terminé normalement et n'a été caractérisé que par une certaine longueur du travail. Les suites de couches ont été absolument normales.

L'enfant, une fille du poids de 2,750 grammes, est née en

présentation du sommet OIGA après un travail un peu long. Les premières douleurs se sont déclarées, en effet, dans la nuit du 24 au 25 décembre; faibles et espacées tout d'abord, elles n'ont été bien marquées qu'à partir de l'après-midi du 25. Ce n'est que le 26, à onze heures du matin, que la dilatation s'est complétée; trois heures après avait lieu l'expulsion de l'enfant. Un circulaire autour du cou, qu'elle présentait, a été facilement dégagé. Cris et respiration se sont établis rapidement. Comme on a l'habitude de le faire dans la Clinique, la ligature du cordon a été tardivement pratiquée.

Pendant les quatre premiers jours qui ont suivi la naissance de cette enfant, on n'a noté rien de particulier. Le méconium a été régulièrement expulsé; à la lactation un peu insuffisante de la mère, une voisine de lit, complaisante et bien douée, a amplement remédié.

Le 31 décembre, cinq jours après l'accouchement, l'infirmière, en faisant la toilette de l'enfant, s'aperçut que les langes étaient fortement souillés par des matières noirâtres, autour desquelles étaient semées des taches colorées en rouge. Les constatations auxquelles le chef de service lui-même put se livrer quelques instants après ne lui laissèrent aucun doute sur la nature de ces taches et la cause de la coloration des matières expulsées; il s'agissait bien d'une hémorragie intestinale et d'une hémorragie aondante. En même temps, l'enfant présentait les phénomènes qui accompagnent habituellement les hémorragies : pâleur des téguments, décoloration des muqueuses, refroidissement. Elle ne prend que difficilement le sein.

Dans l'après-midi, les selles sont encore colorées par le sang, mais déjà la diminution de l'hémorragie est sensible. Ce jour-là, on lui administre deux lavements froids.

Le lendemain, 1er janvier, l'état général reste toujours mauvais; cependant il n'y a plus de sang dans les langes.

L'enfant est mise dans la couveuse. Le 2, aux lavements froids suspendus dès la veille, le chef de service fait substituer une potion avec :

Tannin . . . .   0 15 centigrammes.
Sirop de ratanhia. . .   50 grammes.

Le 3, l'enfant a une; selle jaune. L'hémorragie semble bien définitivement arrêtée. On continue par prudence la potion encore ce jour-là. Depuis, l'état de cette enfant est allé en s'améliorant : à la constipation déterminée par la potion a fait place une défécation régulière et des plus satisfaisantes ; les téguments ne sont plus aussi pâles, les tetées s'exécutent régulièrement. Bref, quand le 12 janvier l'enfant a quitté le service avec sa mère, toutes les craintes que son état avait un moment inspirées étaient dissipées.

Observation II

(INÉDITE)

(Due à l'obligeance de Mlle Montégut, sage-femme en chef
de la Maternité de l'Hérault.)

Hémorragie gastro-intestinale chez le nouveau-né. — Accouchement laborieux.
Application du forceps.

A... (Louise), entre à la Maternité de Montpellier le 13 janvier 1892. C'est une primipare de vingt-six ans. La première apparition des règles a eu lieu à l'âge de treize ans. La menstruation, habituellement difficile, s'est supprimée pendant dix mois, à vingt ans, à la suite d'un changement d'habitation. Cette jeune fille avait quitté la campagne pour venir, comme femme de chambre, à Montpellier.

Le dernier flux menstruel a eu lieu le 5 avril 1892. Au début de la grossesse, vomissements matutinaux et avant et après le repas ; dans le huitième mois, la malade a éprouvé encore quelques vomissements ; les digestions ont toujours été difficiles. A part ces phénomènes digestifs, la grossesse n'a rien présenté de particulier.

Apparition des premières douleurs le 22 janvier, à une heure du matin. Au moment du premier examen, le col est effacé complètement, la dilatation commençait à peine, les contractions utérines sont très faibles. Présentation du sommet en OIGA.

Vers quatre heures du matin, les contractions utérines deviennent plus énergiques. La parturiente présente une surexcitation nerveuse très prononcée. La dilatation est complète à midi, l'engagement se fait bien. A deux heures, la rupture de la poche des eaux a lieu spontanément. Les contractions utérines deviennent très violentes, la résistance du périnée est très forte ; on fait une application de forceps à sept heures du soir. L'enfant, du sexe masculin, pèse 3,300 grammes. Les suites de couches ont été normales.

Au moment de la naissance, l'enfant était en état d'asphyxie légère. Il fut vite ranimé par les moyens ordinaires. Le lendemain, le nouveau-né fut pris d'une hémorragie intestinale assez inquiétante qui persista deux jours. Au bout de ce temps, l'hémorragie se supprima d'elle-même sans traitement.

Quoique, du fait de l'hémorragie, l'enfant ait été un peu affaibli, il se trouvait cependant dans un état de santé parfaite à sa sortie de l'hôpital, qui eut lieu quelques jours après.

Observation III

(INÉDITE)

(Communiquée par M. le Dr P. Puech, chef de clinique
d'Accouchements à la Faculté de Montpellier.)

Déviation utérine amenant une grande lenteur du travail. — Hémorragie
gastro-intestinale du nouveau-né.

Ernestine Ph.... vingt-deux ans, domestique, originaire de
la Lozère, entre à la Clinique le 12 février 1892. Cette femme,
grande et forte, a des antécédents personnels et héréditaires
excellents. Pas de maladies antérieures. Elle est au septième
mois d'une grossesse qui n'a offert absolument rien de particulier.

Son accouchement a lieu le 22 avril. Depuis la veille au
soir et dans la nuit, quelques douleurs légères ; les douleurs ne
sont bien marquées que le 22, à partir de dix heures du matin.
A ce moment, le col est complètement effacé et dilaté comme
une pièce d'un franc. La poche des eaux est intacte. La tête,
en OIDT, est mobile au détroit supérieur bien conformé et
n'offre aucune tendance à l'engagement. Cela tient à la flexion
incomplète de la tête et aussi à une obliquité très marquée de
l'utérus à droite.

Malgré des douleurs assez régulières, le travail ne marche
que très lentement; c'est à peine si, à six heures du soir, la dilatation a atteint les dimensions d'une pièce de quarante sous.
La situation de la tête et de l'utérus reste la même. En présence de cet état de choses, M. Puech opère le redressement
de l'utérus, qu'il maintient par l'application de la ceinture eu-
tocique de Pinard. Alors le travail marche très régulièrement.
La tête s'engage au détroit supérieur; à neuf heures trois
quarts, la dilatation est complète, la poche des eaux se rompt

spontanément un quart d'heure après ; à minuit, l'accouchement se terminait naturellement. Suites de couches absolument normales. — Sortie de l'hôpital le 2 mai, en excellent état.

L'enfant, très robuste, se met immédiatement à agiter ses membres et à crier ; la respiration s'établit d'une façon très régulière. C'était une grosse fille du poids de 4,020 grammes, n'offrant pas le moindre vice de conformation.

Le 25, trois jours après sa naissance, on constate à la visite que l'enfant avait rendu par l'anus, mélangé aux matières fécales, une assez grande quantité de sang. Ce sang avait une coloration presque noire.

Il existe un peu de pâleur des téguments, on administre à la petite malade :

Ergotine · · · · · 0 gr. 15 centigr.

26. — Les matières expulsées la veille dans l'après-midi sont encore colorées par du sang. Mais ce matin l'hémorragie ne s'est plus reproduite. L'enfant prend bien le sein, l'état général est excellent.

27. — Il n'y a plus d'hémorragie ; l'ergotine, continuée la veille encore, est suspendue. L'enfant se porte bien.

A sa sortie de l'hôpital, le 2 mai, elle ne se ressentait plus de sa maladie antérieure.

Observation IV

(GUINIER)

(*Montpellier médical*, 1887, tome I, page 56. — Résumée)

Hydramnios. — Lenteur du travail. — Application de forceps. — Hémorragie gastro-intestinale du nouveau-né. — Mort. — Autopsie.

Louise F..., primipare de vingt-deux ans, présentait avant son accouchement un ventre arrondi extrêmement volumineux.

On sentait nettement que l'utérus était distendu par une grande quantité de liquide amniotique. Les douleurs commencent le 16 décembre à une heure du matin. L'accouchement à l'aide du forceps a eu lieu le 17 vers huit heures du matin. Le travail avait donc duré environ trente-six heures. La présentation de l'enfant était celle du sommet en OIGA.

Les suites de couches ne furent pas absolument normales. On constata une augmentation de température vers le troisième jour (40°2), avec douleurs abdominales et ballonnement du ventre. Les injections utérines eurent bien vite raison de ces phénomènes alarmants.

L'enfant, un garçon, était très gros et pesait 4,010 grammes ; il ne tarda pas à dépérir les deuxième et troisième jours. Le quatrième jour après la naissance, survenait une hémorragie intestinale de plus de 100 gr., l'enfant était absolument pâle et décoloré ; une potion avec du perchlorure de fer fut administrée, mais l'entérorragie ne fut pas arrêtée, et le lendemain l'enfant avait encore perdu 250 grammes de son poids. La mort survint dans la journée.

L'autopsie ne révéla aucune lésion dans les divers systèmes, à part une décoloration et un état exsangue de tous les tissus. Le tube digestif présentait seulement dans l'intestin grêle et le gros intestin, tous les signes d'une congestion sanguine très marquée.

Tous renseignements pris, il fut démontré que la mère était syphilitique ; des manifestations évidentes de cette diathèse furent découvertes sur la mère quelque temps après l'accouchement.

Observation V

(Publiée dans les *Archives de Tocologie,* au mois de juin 1888,
par M. Vilcoq, interne de M. Maygrier.)

Pleurésie fibrineuse à gauche et péricardite avec épanchement chez un enfant
de sept jours. — Mélœna. — Autopsie.

Lucie C..., âgée de vingt-neuf ans, ne présentant aucun
antécédent pathologique, a eu au mois de novembre 1886
un premier accouchement. Elle accouche à la Pitié d'une fille
pesant 2,800 grammes. L'enfant est venue un peu avant terme.
Après la délivrance, la mère eut quatre accès d'éclampsie ·
Beaucoup d'albumine dans les urines.

Le 16 avril 1888, elle revint dans le service, se disant en-
ceinte de huit mois et demi. Pendant sa grossesse, elle a eu
quelques accidents nerveux.

Accouchement en O I D P. Durée du travail, seize heures.
Enfant du sexe féminin. Poids, 2,310 grammes. Longueur,
0^m,45. Il est placé dans la couveuse immédiatement.

Le 17, l'enfant présentée à sa mère pour prendre le sein,
ne peut téter. Elle présente une division du voile du palais.
Gavage. Poids, 2,200 grammes.

Le 18, l'enfant n'a pas encore rendu son méconium à midi.
Le soir, ses couches sont pleines de matière noire ne renfer-
mant cependant pas de caillots rouges. L'enfant vomit presque tout le lait ingéré.

Le 19, dans la nuit, les selles contiennent une notable
quantité de sang rouge foncé. Le mélœna se répète avec une
grande abondance et cela à plusieurs reprises. Dans la journée, et toutes les fois que l'on déshabille l'enfant, on la trouve
souillée de sang. Cependant l'aspect extérieur du nouveau-né

4

ne semble pas indiquer un état de souffrance quelconque. La température est normale, le ventre est souple, non ballonné. Alimentation facile, plus de vomissements. Poids, 2,020 gr.

Le 20, persistance du mélœna. Poids, 1,940 grammes. Pâleur extrême des téguments, pouls petit, cris faibles. Température, 36°. L'allaitement est facile. Gavage toutes les heures. Pas de vomissements.

Le 21 et 22, les hémorragies intestinales persistent avec la même fréquence et la même intensité. Les symptômes d'anémie s'accentuent. La peau prend une teinte jaune cireuse, les muqueuses sont décolorées, le pouls est petit, la respiration pénible, les yeux sont convulsés en haut. Mort à midi.

AUTOPSIE. — Elle a eu lieu vingt-quatre heures après la mort. A l'ouverture du thorax et de l'abdomen, il ne s'écoule presque pas de sang et les viscères se présentent dans un grand état d'anémie. Les poumons, le thymus, ont une teinte blanche très accusée. La plèvre et les poumons du côté droit n'offrent aucune altération, mais il n'en est pas de même à gauche. En effet, de ce côté, sur la plèvre costale et sur la plèvre médiastine, il existe de larges plaques de fibrine d'un blanc jaunâtre, molles, assez épaisses et qui adhèrent légèrement au tissu pulmonaire sous-jacent.

Le poumon gauche au-dessous de l'exsudat fibrineux est parsemé d'un fin piqueté hémorragique qui tranche vivement sur la couleur blanche du tissu pulmonaire exsangue. Il ne présente aucune altération. L'exsudat se continue également entre les deux lobes du poumon, et la plèvre à ce niveau est épaissie.

Le péricarde est distendu par un liquide jaune citrin tenant en suspension quelques légers flocons blanchâtres. La quantité de liquide peut être évaluée à 7 ou 8 grammes.

Le cœur est de volume normal, les valvules sont saines. Foie pâle et anémié. A la coupe, il ne s'écoule pas de sang. La vésicule biliaire ne contient pas de bile. La veine ombilicale, absolument exsangue, ne contient pas de caillots.

L'estomac et l'intestin sont très distendus. Le gros intestin présente une teinte rouge noirâtre, indice de l'accumulation du sang, visible par transparence à travers la paroi intestinale dilatée. A l'ouverture de l'estomac et de l'intestin nous constatons les particularités suivantes : l'estomac contient un caillot de sang, rouge, solide, volumineux, ayant à peu près les dimensions d'un gros œuf de pigeon. Ce caillot, moulé sur les parois de l'estomac, en reproduit absolument la forme. Il se prolonge dans le duodénum sur une étendue de deux centimètres environ. Au-dessous, la muqueuse de l'estomac est saine. Cependant, dans sa portion pylorique il existe une infiltration sanguine assez marquée et qui ne disparaît point par le lavage. Le reste de la muqueuse de l'estomac ainsi que l'œsophage ne présentent rien de particulier à signaler.

Le duodénum est normal ; çà et là, sur la muqueuse du reste de l'intestin grêle, on voit quelques légères stries sanguines.

Le gros intestin est rempli de matières fécales colorées en rouge foncé par le sang.

En aucun point de la muqueuse intestinale nous n'avons pu trouver d'ulcération. Les artères de l'intestin ne contenaient point de caillots sanguins.

La rate et les reins étaient normaux. Le cerveau est pâle et légèrement œdématié. Les ventricules ne renferment point de liquide.

Observation VI

(Otto de Carlsrnhe. Uber einer Fall von *melæna neonatorum*)

Deutsch. Medicinische Wochensch., p. 432, trad. Dusser.

Le 2 août, je fus consulté par la sage-femme R..., qui me raconte que, le 10 août, elle a délivré à dix heures du soir la femme de l'armurier K... Accouchement par le sommet en OIDP. Mère tripare. On rappelle le 11 août, dans la soirée, la sage-femme parce que l'enfant avait vomi un peu de sang. Le facies de celui-ci cependant ne s'était pas altéré ; et, comme le vomissement s'arrêta bientôt, elle ne crut pas devoir faire appeler un médecin. Mandée de nouveau le 13 au matin, elle trouve l'enfant livide, comme mort, ayant rempli de sang son berceau. Elle craignit d'abord de n'avoir pas lié assez bien le cordon, mais l'aspect parfaitement normal de celui-ci la rassura bientôt, et du reste elle ne tarda pas à s'apercevoir que c'était par l'anus que le sang s'épanchait au-dehors. Il s'échappa aussi un peu de sang de la bouche de l'enfant au moment où on le soulevait. J'arrivai quelques minutes après auprès de l'enfant. Cette petite fille était d'une pâleur mortelle, ses lèvres décolorées, ses yeux fermés, ses fontanelles affaissées, ses extrémités froides. Pouls disparu, mouvements respiratoires très superficiels et très fréquents.

Battements cardiaques, 144 à 150, très faibles, à peine sensibles. Peau flasque, flétrie, sans aucune turgescence.

Les membres retombent comme frappés de paralysie, l'enfant est apathique, somnolent.

Les pieds et les mains sont glacés. L'ombilic présente une pâleur cadavérique, pas d'ecchymoses conjonctivales, nasales ou buccales.

La situation de l'enfant paraissait désespérée. Je me rappelai cependant les préceptes d'Hénoch, qui conseille de ne jamais désespérer. Je mis la tête du bébé dans une situation déclive et j'injectai une seringue de 0 gr. 75 de camphre benzoïqué et je fis lier la racine des extrémités, j'injectai ensuite 0 gr. 05 d'ergotine. On entoure l'enfant de boules d'eau chaude, on met sur son ventre de la glace, et j'ordonne de donner à l'enfant une goutte de perchlorure de fer mélangé à du lait glacé. Au bout d'une heure on délie les extrémités qui étaient froides. On les entoure de bas de laine chauffés. Quatre heures après le début du traitement, les lèvres se recolorent ainsi que les joues, le pouls carotidien devient plus sensible, le cœur bat plus fort. L'enfant est toujours apathique et somnolent.

Le 12 au matin, deux petites hémorragies par l'anus, d'où s'écoulent des matières goudronnées avec quelque trace de sang liquide. Le soir on donne :

Ergotine . . . .   0 gr. 05. centigr.
Camphre benzoïqué. .   0 gr. 05. centigr.

en injection hypodermique. La température anale est de 37°7. L'enfant, bien qu'apathique, fait d'énergiques mouvements de succion, comme s'il était atteint d'une soif très vive, lorsqu'on introduit le doigt dans la bouche. Eau albumineuse glacée toutes les demi-heures.

Le 13, nuit tranquille, pas d'hémorragie. L'hématémèse ne s'est plus reproduite depuis le premier jour. T. : 36°8. Le matin, légère trace de sang dans les selles, on continue l'ergotine et le camphre benzoïqué. L'enfant crie au moment où la seringue pénètre sous la peau. L'enfant prend bien le sein. Les extrémités sont chaudes. Nouvelle hémorragie, mais très faible par l'anus. On ne sent pas le pouls radial. Le cœur est à 132. On répète les injections de camphre et ergotine.

Le 14, nuit assez bonne, mélœna du matin insignifiant. Pouls radial. Ombilic encore décoloré. Pendant la journée, pas d'hémorragie; on continue les injections et le perchlorure de fer. On ôte le soir la vessie de glace placée sur le ventre. Température, 37°3.

Le 15, nuit bonne. Enfant plus vif, boit beaucoup. Deux selles dans la journée mais normales. On cesse l'ergotine ainsi que le perchlorure.

Le 16, nuit bonne. Enfant encore un peu apathique, appétit bon. Selles normales. Pouls radial sensible. Pulsation à 120. Depuis la veille, les mains et les pieds sont le siège d'une desquamation assez active. A partir de ce moment, la guérison est assurée. J'ai revu l'enfant au mois d'octobre, sa santé était parfaite et son développement était celui de son âge.

CONCLUSIONS

I. — On a donné au mélœna et à l'hématémèse des nou-veau-nés les origines les plus diverses. Toutes ces causes peuvent être rangées sous trois chefs :

    i. Maladies héréditaires ou contractées à la nais-sance.

    ii. Ulcération.

    iii. Congestion.

II. — Les maladies transmises à l'enfant par hérédité ou contractées par lui ont par elles-mêmes une action bien limitée ; elles agissent surtout en plaçant l'enfant dans un état de débilité favorable à l'hémorragie.

III. — Les ulcérations dues à l'embolie ou à l'extravasation sont des causes remarquables de mélœna. Toutefois elles ne sont pas très fréquentes, à cause des circonstances nécessaires à leur formation. Cette opinion reçoit une confirmation par la mortalité relativement peu élevée des cas d'hémorragie interne chez le nouveau-né.

IV. — La congestion est la cause la plus fréquente du mé-lœna et de l'hématémèse ; elle est produite par la gêne respi-ratoires et les troubles circulatoires qui ont lieu très souvent au moment de la naissance. Ces phénomènes amènent dans la veine cave inférieure une hypertension qui favorise l'hyperé-mie du foie, en s'opposant à l'écoulement du sang par les vei-nes sus-hépatiques. Le système porte se trouve surchargé et

une la stase sanguine se forme dans les veines de l'estomac et de l'intestin.

V. — Les résultats négatifs fournis par le plus grand nombre d'autopsies prouvent que l'hémorragie se fait rarement par rupture vasculaire, le plus souvent par diapédèse des globules rouges.

VI. — La mortalité est moins élevée que ne le pensent les divers auteurs. Un grand nombre de mélœna sont masqués par le méconium rendu simultanément. L'hémorragie n'est souvent qu'une saignée déplétive.

VII. — Dans les cas graves, fort heureusement très rares, le diagnostic se fait facilement, les symptômes sont ceux de toutes les hémorragies. Le pronostic tire sa gravité de la quantité de sang perdu.

VIII. — Le traitement qui réussit le mieux, consiste dans l'administration des hémostatiques à l'intérieur, à laquelle il faut joindre la révulsion du côté du tégument externe. La méthode expectante doit être repoussée à cause de la gravité des hémorragies chez les enfants.

INDEX BIBLIOGRAPHIQUE

LAFAURIE. — Annales de Montpellier, t. XIX.

SCHMIDT. — Medicin Jahrbücher K.K. Œsterreich Staates.

HESSE. — Von der Bluterbrechen und der Mœlena. (Allgmeine medic. Annalen, 1825).

BILLARD. — De la Muqueuse digestive à l'état sain et à l'état inflammatoire.

— Traité des maladies des enfants, 1825.

GENDRIN. — Traité philosophique de médecine pratique.

KIWISCH. — Gazette médicale de Paris, 1841.

RILLIET. — Gazette médicale de Paris, 1848.

LEDERER. — Du Mélœna des nouveau-nés (Central Zeitung für Kinderh, nov. 1877).

SPIEGELBERG. — Jahrbüch für Kind, 1868.

LANDAU. — Ueber Melœna der Neugeborenen, etc. Breslau, 1874.

BOUCHUT. — Maladies des enfants nouveau-nés, 1873.

KLING. — Ueber Melæna neonatorum München, 1875.

EPPSTEIN. — Étiologie des hémorragies chez les nouveau-nés (Prague, 1875).

STUART J.-ERSKINE. — (Edimburg Medic. Journ., juin 1879).

SILŒRMANN. — Ueber Melœna neonatorum (Breslau, 1877).

PORAK. — Revue mensuelle de médecine et chirurgie, 1878.

RIBEMONT. — Thèse d'agrégation (Paris, 1880).

REINBOLD. — Beitrag zur Lehre von der Melæna neonatorum (Deutsche medical Woch., 1881).

PETERSEN. — Ueber syphilis hemorrhagica neonatorum, 1883.

OTTO-TRON. — Deutsche medicin. Woch., p. 432.

HALLOPEAU. — Pathologie générale.

DUSSER. — Thèse de doctorat, 1890.

DESCROIZILLES. — Pathologie infantile.

Montpellier médical, t. I, 1887.

Nouveau Montpellier médical, t. I, 1892.

CHARCOT, BOUCHARD et BRISSAUT. — Traité de médecine, p. 560, t. III.

www.ingramcontent.com/pod-product-compliance
Lightning Source LLC
Chambersburg PA
CBHW050523210326
41520CB00012B/2420